Extrait du BULLETIN MÉDICAL du 3 Novembre 1900

STÉRILISATION DE LA SYPHILIS

PAR

le Professeur FOURNIER

LEÇON RECUEILLIE

PAR

le Dr Edmond FOURNIER

Chef de clinique à l'hôpital Saint-Louis

PARIS

Imprimerie Jean Gainche, 15, rue de Verneuil.

1900

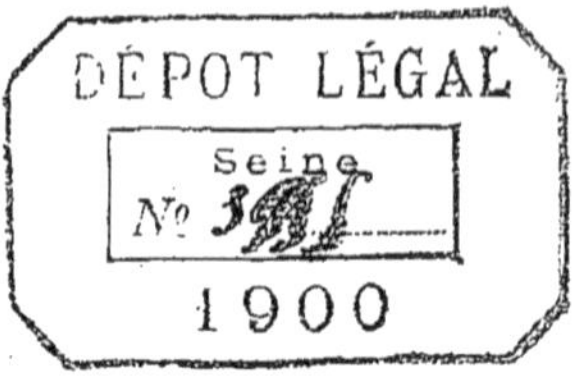

Extrait du BULLETIN MÉDICAL du 3 Novembre 1900

STÉRILISATION DE LA SYPHILIS

PAR

le Professeur FOURNIER

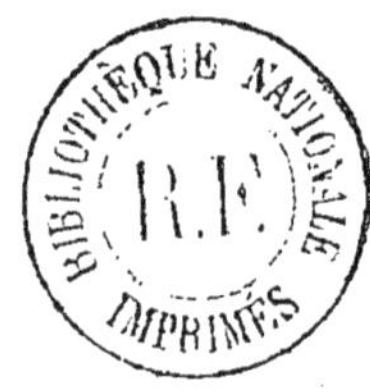

LEÇON RECUEILLIE

PAR

le Dr Edmond FOURNIER

Chef de clinique à l'hôpital Saint-Louis

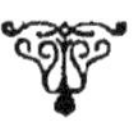

PARIS

IMPRIMERIE JEAN GAINCHE, 15, RUE DE VERNEUIL.

1900

Stérilisation de la Syphilis

PAR

le Professeur FOURNIER

Stériliser, c'est rendre improductif. Stériliser la syphilis, c'est faire que cette syphilis n'engendre pas une autre ou plusieurs autres syphilis.

Aboutir par n'importe quel moyen à ce résultat qu'une syphilis ne devienne pas l'origine d'une autre ou de plusieurs autres syphilis, est une œuvre hygiénique, humanitaire, bonne, digne de tenter les efforts de tous ; et c'est pour apporter mon contingent à cette œuvre et pour appeler sur elle l'attention de mes confrères que je prends la parole aujourd'hui sur ce sujet.

I

I. — De fait, il est dans la pratique des *syphilis stériles* et des *syphilis fécondes*, voire ultra-fécondes. Je m'explique.

Voici, d'abord, je suppose, la syphilis tombant sur un sujet intelligent;

honnête homme, soucieux de ne pas nuire à autrui. Que fera cet homme? Intelligent, il se traitera; honnête, il s'abstiendra de tout rapport alors qu'il pourra être encore contagieux; et, d'autre part, il attendra, pour se marier, qu'il soit devenu inoffensif pour sa femme et ses enfants à venir. En sorte que la syphilis évoluera et s'éteindra sur lui sans avoir produit une autre syphilis. Tel est le type de la syphilis restant inoffensive, improductive; telle est la syphilis que j'appelle *stérile*.

Inversement, voici la syphilis affectant non pas une prostituée, mais une femme vivant de la galanterie, comme il y en a à Paris des dizaines de mille, si ce n'est plus. Que va-t-il arriver? Ignorante, cette femme se traitera mal, insuffisamment, incomplètement, le moins possible; c'est la règle. Elle laissera donc sa maladie non guérie se traduire par une série de récidives, c'est-à-dire par une série de réviviscences contagieuses. Insouciante et, par ailleurs, sans nul dessein de nuire, elle transmettra ou tout au moins risquera de transmettre son mal lors de chacune de ces récidives. Conclusion: elle fera ou pourra faire ainsi 2, 3, 4, 10 victimes.

Exemple: une de ces femmes déplorait un jour devant moi ce qu'elle appelait « sa guigne », en me racontant que depuis trois ans elle avait perdu plusieurs riches amants, qui tous s'étaient plaints d'avoir reçu d'elle la syphilis.

Et c'est bien pire encore, lorsque la syphilis tombe sur une *professionnelle*, faisant unique métier de prostitution. Qu'une fille de maison publique, par exemple, soit affectée d'une plaque muqueuse vulvaire ou buccale, quel nombre de contagions pourra transmettre cette fille avec une moyenne de 4 à 6, voire 10 rapports par jour !

Et c'est bien pire encore quand la syphilis vient à frapper une *prostituée clandestine*, échappant à toute surveillance, misérable, ignorante, hébétée par la débauche et l'alcool, ayant besoin de « son travail » pour manger, non moins que pour satisfaire à son souteneur, et déversant alors un nombre considérable de contaminations sur la population parisienne.

Citer des chiffres en l'espèce est naturellement impossible, parce que des comptabilités de ce genre échappent à l'analyse. Quelques ébauches de renseignements ont pu cependant être recueillis dans le milieu militaire, où les soldats doivent faire déclaration de la femme qui les a infectés. C'est ainsi qu'un médecin militaire a com-

muniqué à l'Académie la relation de
4 cas dans chacun desquels 6, 8, 10 et
22 soldats avaient été contaminés de
syphilis par une même femme.

Dans un autre cas, 30 soldats d'un
même régiment furent infectés de
syphilis par une même femme.

Dans un autre cas relaté par le
Dr Burlureaux, 35 pompiers de la gar-
nison de Paris furent de même contaminés de syphilis par une même
femme, qui avait, paraît-il, la clien-
tèle du régiment.

Pour ma part, j'ai recueilli, entre
tant d'autres analogues que j'aurais à
citer, le cas suivant :

Une femme nous arrive ici avec des
plaques muqueuses vulvaires exubé-
rantes, hypertrophiques, énormes, forcément chroniques d'après leur in-
croyable développement. Elle nous
déclare, en effet, qu'elle a « mal à la
partie » depuis plus de cinq mois et
qu'elle ne s'est jamais traitée. Or, servante chez un marchand de vin des
boulevards extérieurs, et servante
pour exercer la prostitution dans l'ar-
rière-boutique de son patron, elle n'a
jamais cessé depuis ces cinq mois, *pas
même un seul jour*, pas même au moment de ses règles, de recevoir quoti-
diennement « de deux hommes comme
minimum à cinq ou six comme maxi-

mum. » En prenant pour ces cinq mois, c'est-à-dire pour cent cinquante jours, une moyenne de trois rapports par jour (moyenne que j'abaisse à dessein, pour éviter le reproche d'exagération), cela fait 450 rapports. Et en supposant qu'un seul de ces trois rapports journaliers ait été contagieux (ce qui est encore fort au-dessous de la probabilité), nous aboutissons à ceci : qu'au minimum cette femme a pu, a dû infecter 150 hommes pendant les cinq mois durant lesquels elle s'est livrée à la prostitution avec des plaques muqueuses en pleine efflorescence.

Au reste, quelques-unes de ces misérables femmes des bas-fonds de la prostitution ne se cachent en rien, ne s'excusent en rien d'avoir pu transmettre un nombre plus ou moins considérable de contagions. Elles le racontent très naïvement avec une inconscience vraiment stupéfiante : « Eh bien ! quoi, on m'avait donné la vérole ; je l'ai rendue, je n'ai fait que la rendre, et voilà tout. » L'une d'elles, en plein service, me dit un jour textuellement : « Ces saligauds d'hommes m'ont donné une sale maladie ; eh bien, je me suis vengée, car j'en ai sûrement envérolé plus d'un cent. »

Voilà, par excellence, les véroles *fécondes, productives*, c'est-à-dire celles qui servent d'origine à un grand nombre de contaminations.

II. — Or, les choses étant ce que je viens de dire, un premier point s'impose immédiatement à notre étude, c'est de rechercher quelles sont les conditions qui font la fécondité ou la stérilité d'une syphilis, c'est-à-dire quelles sont les conditions suivant lesquelles une syphilis ou bien n'engendre pas d'autres syphilis ou bien sert d'origine à un nombre plus ou moins considérable d'autres syphilis.

Ces conditions sont extrêmement multiples et variées, et, s'il me fallait les énumérer toutes, j'aurais à passer en revue toute l'histoire des contagions spécifiques. Il suffira, pour mon sujet, de citer ici les principales et les plus influentes.

Ainsi, il est de toute évidence qu'une syphilis sera plus ou moins féconde ou plus ou moins stérile :

1° Suivant la *qualité du milieu* où elle sera destinée à évoluer.

Par exemple, quelle disparité énorme, infinie, au point de vue des contaminations qui pourront en résulter, entre la syphilis d'une prostituée, d'une professionnelle, et celle qui viendra frapper une honnête mère de famille du fait d'une infidélité maritale !

De la première pourront résulter ou, disons mieux, résulteront nécessairement des contagions en nombre considérable, tandis que la seconde n'en produira pas une seule.

2° Suivant les *conditions de traitement*. Le traitement, en effet, est essentiellement *stérilisateur* en l'espèce, en diminuant le nombre des accidents susceptibles de semer la contagion, voire en tarissant la source même de ces accidents.

Inversement, l'absence du traitement ou son insuffisance sont des conditions qui agiront en sens précisément opposé. — Inutile d'insister sur ce point, tant il résulte de l'expérience courante.

3° Suivant la *qualité de la syphilis*. Il est des syphilis bénignes qui se laissent dominer presque immédiatement par le traitement et qui restent muettes au delà de leurs premiers mois; tandis qu'il en est d'autres à poussées multiples, voire à récidives incessantes. Chez les fumeurs, par exemple, des repullulations de syphilides buccales se continuent souvent pendant les trois, quatre, cinq premières années de l'infection et même bien au delà.

4° Suivant que les malades sont ou non *hospitalisés* au moment des poussées contagieuses, l'internement, libre ou forcé, constituant par excellence une sauvegarde pour la société.

5° Suivant les *conditions sociales;* car de toute évidence des risques nombreux de contagion sont réalisés par la misère, par la promiscuité qui dérive de la misère, par l'entassement de toute une famille dans une seule chambre, par le lit commun, par la pénurie de linge, par l'usage en commun d'objets servant à la toilette, à l'alimentation, etc. C'est par milliers qu'il faudrait compter les cas de contaminations directes ou indirectes issues des intimités de la vie domestique.

6° Suivant des *conditions inattendues,* accidentelles, professionnelles ou autres, imprimant parfois à la syphilis une faculté d'expansion, de dissémination insolite, considérable, extraordinaire. Au hasard, j'en citerai quelques-unes.

Dans les verreries, où le soufflage du verre se fait par escouades d'ouvriers qui se passent de bouche à bouche la canne à souffler, la syphilis d'un compagnon se transmet presque forcément à toute l'équipe.

A Condé, une épidémie de syphilis dériva d'une matrone qui faisait profession de dégorger les seins des nourrices ou de façonner le mamelon des femmes enceintes. Affectée de syphilis, cette « tireuse de seins », suivant l'expression consacrée, n'infecta pas moins de quatorze de ses clientes.

A Brive (en 1874) une épidémie semblable fut le résultat de la syphilis d'une sage-femme qui, affectée à un doigt d'une lésion spécifique, n'en avait pas moins continué à exercer sa profession. On ne compta pas moins de cent contaminations issues de cette origine, par le fait de ricochets successifs.

Souvent encore la syphilis d'un seul enfant vaccinifère a suffi pour infecter un très grand nombre de vaccinés, à savoir 19, 21, 52, 66, 100, 150 et même « plusieurs centaines ».

Et de même pour tant d'autres exemples que j'aurais à citer, si les précédents ne suffisaient pas à démontrer quelle fécondité extraordinaire peuvent communiquer à une syphilis diverses circonstances toutes particulières.

III. — Un second point se présente maintenant à notre étude : *Quels sont les agents de transmission de la syphilis ?*

C'est-à-dire de quelles lésions, de quels produits pathologiques et pathogènes de la syphilis dérive la contagion syphilitique ?

Sur ce point, qui a été l'objet de longues études, la clinique répond ceci :

La transmission syphilitique dérive :

1° Très certainement, indubitablement, du *chancre initial* et des *accidents suppuratifs de la syphilis secondaire* (ceux-ci généralement réunis sous le nom de plaques muqueuses) ;

2° Très certainement aussi du *sang* (expérience célèbre de Pellizari) ; — et du *vaccin* inoculé de syphilis par un terrain syphilitique ;

3° Probablement, enfin, de certains accidents tertiaires suppuratifs.

Laissons de côté, pour ne pas parler de choses rares ou susceptibles encore de discussion, les contaminations par le sang, le vaccin et les accidents tertiaires. Restent les contaminations par le chancre et les plaques muqueuses.

Or, nul doute que ces deux accidents, le chancre et les plaques muqueuses, ne soient les origines de l'immense majorité, je dirai presque de la quasi-totalité des contagions syphilitiques. C'est là un fait indiscutable, voire indiscuté, et de par l'expérience commune et de par les résultats dérivant des confrontations.

Mais, *pour quelle part proportionnelle le chancre et les accidents secondaires dits plaques muqueuses, figurent-ils dans l'étiologie des contagions syphilitiques ?*

A cela répond la clinique :

1° Le chancre, pour une *petite part*;

2° Les plaques muqueuses pour une part relativement *énorme*.

Cela encore est un résultat de l'expérience.

On peut dire, approximativement, que, sur dix contaminations syphilitiques, il en est *une* qui dérive du chancre contre *neuf* qui dérivent des accidents secondaires suppuratifs, de la plaque muqueuse.

Et, de fait, comment pourrait-il en être autrement ?

En effet :

1° Le chancre n'a jamais qu'une existence limitée, qui ne dépasse pas quelques semaines, et, lui mort, il n'est plus question de lui;

2° Le chancre est un accident qui ne se produit que *pour une fois* dans tout le cours de la syphilis et qui n'est pas susceptible de se reproduire;

3° Le chancre, de par son ulcération, son induration, comme aussi de par son bubon symptomatique, est un accident qui a plus d'importance, qui est plus remarquable et plus remarqué que la plaque muqueuse, et contre lequel, conséquemment, le malade se tient plus en garde qu'il ne le fait à propos d'une simple plaque muqueuse.

Tandis que, inversement :

1° La plaque muqueuse est un accident essentiellement *sujet à répétitions*, à récidives. Il est nombre de malades qui sont affectés dix et vingt fois de plaques muqueuses.

2º La plaque muqueuse est un accident *à localisations excessivement multiples* ; — susceptible de se produire sur toutes les muqueuses, voire sur la peau ; —susceptible, par exemple, d'affecter la bouche aussi souvent, voire bien plus souvent que les organes génitaux.

Or, combien d'individus sont imbus du préjugé d'après lequel la vérole, en sa qualité de maladie vénérienne, doit confiner ses manifestations aux organes génitaux ! Combien d'individus, croyant que la contagion ne se transmet que par le coït, s'exposent à la recevoir par la bouche.

3º La plaque muqueuse est un accident qui peut se produire *plusieurs années après l'infection première*, à savoir trois, cinq, dix ans et plus après le chancre, c'est-à-dire à une époque où, de par un autre préjugé, on croit périmée la contagiosité de la maladie.

4º Enfin, la plaque muqueuse est dangereuse surtout — qu'on veuille bien noter ceci — par l'excessive « *bénignité* » qu'elle affecte fréquemment, alors qu'elle est simplement constituée par une érosion superficielle, par une

simple éraflure des téguments, par un
« bobo de rien », comme disent les malades. Sous ce type étonnamment bé-
nin, comment lui supposer les dangers
de contagiosité qu'elle n'en conserve
pas moins ? Aussi nombre de malades,
rassurés par de telles apparences,
s'exposent-ils à transmettre la contagion.

Voilà, certes, tout un ensemble d'excellentes raisons pour expliquer comment *la plaque muqueuse réalise un
nombre de contagions infiniment su-
périeur à celui des contagions éma-
nant du chancre.*

Faut-il, pour achever cette démons,
tration, citer quelques exemples ? Je
n'aurai que l'embarras du choix. Ainsi:

Quelle est la forme d'accident qui
transmet si fréquemment la contagion
aux *nourrices* ?

Réponse : Presque invariablement-
une plaque muqueuse développée sur
le nourrisson.

Infiniment plus nombreuses encore
que les nourrices sont les *femmes mariées* qui reçoivent la syphilis de leur
mari (puisque, d'après une statistique
très soigneusement relevée par moi
dans mon cabinet sur mes malades de
ville, je suis arrivé à cette navrante
constatation d'après laquelle sur cent
femmes infectées de syphilis dont je
reçois la visite, il en est au mini-

mum *dix-neuf qui la doivent à leur
mari*. Eh bien! quel est l'accident qui
sert d'origine à la syphilis de ces femmes mariées ? Réponse : A peu près
vingt fois sur vingt, une plaque muqueuse, génitale ou buccale, développée sur un mari qui s'est marié prématurément.

La plaque muqueuse (je ne crains
pas de le répéter, car c'est là une
vérité essentiellement afférente à mon
sujet actuel) est donc infiniment, incomparablement plus féconde en contagions que le chancre. De tous
les accidents de la syphilis, c'est la
plaque muqueuse d'où dérive le plus
grand nombre de contaminations, et
c'est à juste titre qu'on pourrait dire
en l'espèce : la plaque muqueuse, voilà
l'ennemi (1).

De là un enseignement, un gros enseignement pour le sujet spécial qui
nous occupe, à savoir : *qu'au point de
vue de la prophylaxie générale, au
point de vue de la stérilisation de la
syphilis, c'est la plaque muqueuse qu'il
importe le plus à la fois et de prévenir
et de combattre quand elle s'est produite.*

(1) Sperk a dit de même : « J'affirme que
les femmes à la période condylomateuse peuvent revendiquer les 6/7es au minimum des
inoculations dont les hommes sont victimes,
et que 1/7e à peine revient aux chancres indurés. » (Œuvres complètes, t. II, p. 298).

Cela est une vérité incontestable et une vérité de premier rang en ce qui concerne la sauvegarde publique.

Corollaire non moins intéressant, non moins important surtout : la plaque muqueuse, chacun le sait, est un accident essentiellement sujet à récidives, à répétitions, dans le cours des premières années de la syphilis, dans le cours des deux ou trois premières années surtout, comme assez souvent aussi au delà.

C'est donc là un accident qui exige de la part des malades des retours fréquents à l'hôpital, des visites répétées.

Conséquemment, il importe qu'en raison de ces visites fréquentes, les malades trouvent un accès facile à nos consultations d'hôpital, c'est-à-dire ne soient pas forcés de venir perdre des demi-journées pour obtenir l'avis médical qui leur est nécessaire ou la simple cautérisation favorable à la curation de leurs plaques muqueuses. Or, notre organisation hospitalière actuelle répond-elle à ce besoin spécial? C'est là ce que je vais avoir à examiner dans la seconde partie de cet exposé.

II

Ces prémisses étaient nécessaires pour la discussion du grand sujet qu'il me reste à discuter maintenant.

Ce sujet n'est autre que celui-ci : *Quels moyens mettre en œuvre pour qu'une syphilis en évolution reste stérile, ou tout au moins pour que cette syphilis soit réduite au minimum d'irradiations possible?*

Sans nul doute, cette œuvre d'assainissement, de *stérilisation* de la syphilis est extrêmement complexe, puisque, comme ne l'a que trop sûrement établi l'exposé qui précède, la fécondité de la syphilis dérive d'un nombre considérable de causes et qu'en l'espèce le labeur de l'hygiéniste est de s'efforcer de tarir des sources de contamination aussi multiples que diverses.

Je ne saurais donc qu'effleurer ici le sujet. Toutefois, s'il m'est impossible de tout dire, je tâcherai du moins de signaler à l'attention les mesures de prophylaxie d'ordre général, c'est-à-dire celles qui s'adressent au plus grand nombre des cas et dont il est permis d'attendre le plus d'utiles résultats.

I. — En première ligne prend place ici *le traitement*. Le traitement, en effet, est par excellence stérilisateur de la syphilis, en ce qu'il prévient les accidents, en ce qu'il les guérit, en ce qu'il tarit de la sorte nombre de sources de contagions. Si le traite-

ment de la syphilis était fortement
constitué dans cette intention spéciale,
avec cette visée spéciale de tarir,
d'éteindre les germes de contagion, il
aboutirait à rendre les plus utiles services au point de vue de la prophylaxie.

Soyez sûrs qu'il peut exister ce qu'il
serait légitime d'appeler une *prophylaxie par le traitement*. C'est là, au
reste, un point sur lequel je me propose de revenir en détail dans le dernier chapitre de cet exposé.

II. — *Instruction des malades relativement aux dangers de leur syphilis
par rapport à autrui.*

L'expérience journalière apprend
ceci : que nombre de contagions syphilitiques résultent de *l'inconscience*
des malades relativement aux dangers
que comporte leur syphilis pour autrui.

Que de fois, pour ma seule part,
n'ai-je pas entendu, soit en ville, soit
surtout à l'hôpital, tel ou tel des propos suivants :

« Oui, certes, le malheur m'est arrivé de contagionner de syphilis ma
maîtresse ou ma femme, mon enfant
ou ma mère. Mais pourquoi? C'est que
j'ignorais qu'une contagion pût résulter du misérable petit bobo que j'avais
à la lèvre ou ailleurs comme suite

d'une syphilis ancienne, à laquelle je ne songeais plus, que je croyais même périmée. »

Ou bien : « Oui, certes, j'ai contagionné ma femme, parce que je me suis marié trop tôt ; mais qui m'avait prévenu des dangers d'un mariage prématuré ? »

Ou bien encore : « Oui, certes, mon enfant a contagionné sa nourrice ; mais est-ce que je savais qu'un enfant pût contagionner une nourrice ? »

Et ainsi de suite. En sorte que l'ignorance des dangers de contagion est pour beaucoup dans la transmission involontaire de quantité d'infections.

De là pour nous, hygiénistes et médecins, cet enseignement : qu'il importe au plus haut point de *faire l'éducation des malades* sur les dangers multiples et variés que leur état de syphilis peut faire encourir à autrui.

Cela posé, quels moyens pratiques avons-nous de répandre dans le public de nos malades ces indispensables et salutaires notions ?

En ville, dans nos cabinets de consultations, c'est chose facile. Nous avons là tout le temps nécessaire pour faire l'éducation de nos clients sur toutes choses qu'ils ont besoin de savoir. Les instruire sur ce point est pour nous un devoir social auquel notre conscience nous prescrit de satisfaire.

Mais, à l'hôpital, c'est chose plus malaisée; car, avec des consultations de 200, 300 malades, comment trouver le temps de placer cette petite instruction sommaire et de la répéter 20, 30, 50 fois par séance?

Aussi bien serait-il utile, voire indispensable, comme je l'ai déjà proposé (et comme cela se pratique, du reste, dans quelques consultations), de remettre à chaque consultant, imprimée au verso de l'ordonnance qui lui est délivrée, une *instruction* conçue dans les termes les plus simples sur ce que doit savoir un sujet syphilitique par rapport au traitement qui lui est nécessaire et par rapport aussi aux dangers de contamination qu'il porte avec lui.

A cela peut-être pourraient se joindre des *brochures* un peu plus étendues, mais toujours très élémentaires, sur le même ordre de sujets et tout spécialement (puisque c'est là le point qui intéresse le plus la sécurité publique) sur les risques de contamination par tels ou tels des nombreux modes qui contribuent à répandre la syphilis dans les populations.

A cela pourraient peut-être aussi se joindre des *conférences* faites aux ma-

lades là où elles peuvent se faire, c'est-
à-dire dans nos hôpitaux.

De vieille date je me suis demandé
si notre devoir ne serait pas d'instituer
ici quelques conférences de cet ordre,
auxquelles seraient conviés les malades de nos salles; conférences ayant
pour objet, non pas, bien entendu, de
leur apprendre la syphilis et de les
effrayer sur les dangers de leur maladie, mais de leur inculquer quelques
vérités élémentaires relatives au mode
suivant lequel ils peuvent guérir, et
relatives aussi aux dangers de contamination pour autrui, dangers qu'ils
ignorent. Je suis loin de dire que j'aie
renoncé à ce projet qui, si je ne me
trompe, serait de nature à réaliser
quelque bien.

III. *Hospitalisation*. — Il va sans
dire que l'hospitalisation constitue un
excellent moyen de stérilisation de la
syphilis, et cela parce que, d'une part, elle
contribue à traiter la syphilis, et parce
que, d'autre part, elle n'est rien autre,
en fait, qu'une *séquestration* qui sépare du monde malade et maladie.
Impossible au syphilitique de transmettre la contagion à travers les murs
d'un hôpital.

A ce point de vue, il serait encore à
souhaiter que tout malade reconnu
affecté d'accidents syphilitiques con-

tagïeux, eût, par cela même, son *admission de droit* à l'hôpital. Cela seul nous sauvegarderait sans doute de nombre de contaminations.

Mais, en ce qui concerne la syphilis, l'hospitalisation — qu'on remarque bien ce point — ne sera jamais qu'un moyen de stérilisation très imparfait, très incomplet, et cela pour la double raison que voici :

1° D'une part, il est impossible d'hospitaliser un sujet syphilitique *tout le temps qu'il peut être contagieux.* Songer à garder dans un hôpital un individu syphilitique durant les deux ou trois années qu'il peut être contagieux (ce qui est encore un minimum de temps très inférieur à la réalité des choses) serait une absurdité pratique. Voyez-vous, comme exemple, un soldat passer à l'hôpital tout le temps de son service militaire !

2° Et, d'autre part, alors même que nous aurions dans nos hôpitaux un excès de lits à offrir aux sujets syphilitiques, est-ce que lesdits sujets accepteraient de nous une hospitalisation prolongée ? Forts, valides, bien portants, ayant besoin de gagner leur pain ou le pain de leur famille, ils déclineraient une telle offre pour cent raisons diverses que je n'ai pas à dire, tant la chose est claire.

Ce n'est pas, en effet, avec des hôpitaux qu'on peut traiter, guérir et stériliser la syphilis, ainsi que je l'ai dit et répété tant de fois, mais bien par un *traitement externe* et des *consultations extérieures* bien aménagées. — Je reviendrai bientôt sur ce point

IV. — *Surveillance des prostituées et internement des prostituées reconnues malades.*

Au nom tout à la fois du bon sens et de l'expérience, cette mesure coercitive fournit un très utile contingent à la stérilisation de la syphilis.

Ce n'est pas cependant que la surveillance médicale des prostituées (avec la conséquence qu'elle comporte, à savoir l'internement des prostituées reconnues malades) n'ait été mille fois combattue par les arguments les plus divers. Plus vivement que jamais elle est attaquée de nos jours par une Société paraissant issue du piétisme anglican, véritable *armée du salut* organisée vers 1875 contre la réglementation de toute prostitution, et ayant pris nom de *Fédération britannique continentale et générale*. (Plus généralement les associés de cette sorte de ligue sont connus de nos jours sous le nom *d'abolitionnistes* parce que l'une de leurs évangéliques visées consiste en l'abolition de toute

mesure tendant à réprimer adminis-
trativement la prostitution.)

J'en aurais pour bien longtemps s'il
me fallait reproduire ici et discuter
devant vous toutes les objections
adressées par les abolitionnistes au
système de la réglementation des
prostituées, objections d'ailleurs su-
rannées et réfutées déjà à satiété.

Par quelques spécimens seulement
je veux vous permettre d'en juger la
valeur.

1° La réglementation, disent les abolitionnistes, est notoirement *insuffisante* et, par conséquent, *inutile*. — Oui,
sans doute, répondrai-je ; elle est insuffisante et très insuffisante, puisqu'elle ne s'adresse qu'à un petit public de femmes prostituées, puisqu'à
Paris, par exemple, elle ne s'adresse
environ qu'à 5000 femmes, alors que
notoirement il est dans notre capitale
50.000 femmes, si ce n'est plus, qui
vivent de prostitution.

Mais, de ce qu'elle ne produit qu'un
petit bien, au lieu d'en produire un
grand, faut-il pour cela l'abandonner,
la répudier, à la façon d'un homme
qui, je suppose, ayant dix pauvres
devant lui, dirait : « Je pourrais bien
secourir un ou deux de ces misérables,
mais, comme je ne puis les secourir
tous, je m'abstiendrai d'en secourir
aucun »?

Ce piteux argument, je m'en souviens, est tombé net, au Congrès de Bruxelles, devant une boutade spirituelle due au docteur Le Pileur, et que voici :

A quoi servent les gendarmes? — A arrêter les voleurs. — Fort bien ! Mais les gendarmes arrêtent-ils *tous* les voleurs ? — Non. — Non? Alors, il faut supprimer les gendarmes.

Voilà ce que vaut cet argument qui, pour parler le même langage, consiste à dire à l'Administration : « Vous ne pouvez pas surveiller *toutes* les femmes; alors n'en surveillez aucune. »

2° La réglementation, continuent les abolitionnistes, va à l'encontre de ce qu'elle se propose ; car, de par certaines statistiques, la syphilis est tout aussi fréquente dans les pays à réglementation que dans les pays non réglementés, voire plus fréquente quelquefois.

Eh bien, répondrai-je, tant pis pour les statistiques en question. Ces statistiques sont sûrement mauvaises et ne peuvent être que telles ; car au-dessus de toutes les statistiques, au-dessus de tous les chiffres est *le bon sens*, et le bon sens juge la question de la façon que voici :

Une femme affectée de plaques muqueuses est internée, aujourd'hui, à

St-Lazare. Qu'y fera-t-elle ce soir et cette nuit ? Elle y dormira, inoffensive.

— Que ferait-elle ce soir ou cette nuit si elle était libre ? Elle donnerait bien sûrement la syphilis à un ou plusieurs hommes.

3° « La réglementation, ajoute-t-on, est *inique*, en ce qu'elle ne s'adresse qu'aux femmes et non aux hommes ; elle reconnaît donc implicitement deux morales, l'une à l'usage de la femme qu'elle emprisonne, et l'autre à l'usage de l'homme qu'elle laisse en paix, bien que l'un et l'autre soient également coupables dans l'acte de prostitution ».

A cela je répondrai que la prostitution est une industrie *féminine*, qui n'a pas son correspondant chez l'homme (réserve faite pour quelques rares et ignobles exceptions qui ne sont pas en cause pour l'instant).

Et puis encore, ne visite-t-on pas les hommes quand on a l'autorité pour le faire ? Les visites sanitaires dans l'armée, dans la marine, voire dans la marine marchande, ne sont-elles pas pour notre sexe des équivalents ?

4° La réglementation soumet la femme, dit-on, à un pouvoir *arbitraire*.

— Sans doute. Aussi est-ce pour cela que, hygiénistes et médecins, nous réclamons du parlement (et cela de vieille date) le retour au droit commun, c'est-à-dire une loi, des juges, des tribunaux, pour réglementer une bonne fois tout ce qui a trait à la prostitution et substituer la *loi* à l'arbitraire policier.

5° La réglementation, poursuit-on encore, est une *provocation à la débauche*, un piège à la chasteté de la jeunesse, de par la sécurité que promet la visite médicale. C'est une « invite au consommateur ». Avec la réglementation, l'Etat devient complice de l'immoralité, organise le vice, etc., et « les médecins eux-mêmes sont complices de cette immoralité en faisant espérer l'immunité au vice, en le stimulant, en l'encourageant ».

Mais, répondrai-je, est-ce que jamais l'Etat a recommandé à quelqu'un les femmes auxquelles il impose la visite ; est-ce que jamais il a invité quelqu'un à la débauche en lui recommandant les femmes qu'il surveille, en lui promettant avec elles une garantie que n'offrent pas les autres ?

6° Dernière objection, car je n'en finirais pas si je voulais être complet.

La visite médicale, disent les abolitionnistes, est attentatoire à la dignité de la femme ; — c'est un outrage, une insulte à toutes les femmes, dans la personne de « nos sœurs » ; — c'est « une dégradation, une infamie, etc. »

Ecoutez au surplus les textes officiels, que je citerai textuellement :

« La visite des prostituées est un péché, un crime... C'est un acte abominable, exécrable... Rien ne peut donner le droit d'outrager ces femmes, de violer leur pauvre corps; rien ne peut donner le droit de les forcer à dévoiler leur nature physique la plus intime... Cette visite est le renouvellement de la torture... Examiner une femme, c'est souiller le berceau de l'humanité par une pratique profanatrice... etc. ».

Et quant aux médecins qui outragent ainsi les femmes en les visitant, en les violant, « ils violent en elles leur propre mère. »

Au reste, en termes non moins obligeants, le trésorier de la même Société qualifie ces médecins de « canailles scientifiques ».

En ce qui nous concerne, nous n'avons qu'à sourire de telles choses et de tant d'autres aménités de même ordre à notre adresse. Mais en ce qui concerne les filles, vraiment on leur procurerait un profond étonnement, non moins qu'un instant de folle gaîté, en leur apprenant qu'elles ont été « outragées par le spéculum », alors qu'elles passent leurs journées et leurs nuits à provoquer des outrages autrement graves pour « le berceau de l'humanité ».

Ces divers arguments auxquels j'en

pourrais joindre quelques autres, n'ont, vous le voyez, rien de nouveau ni rien de sérieux. Et cependant il ne nous faut pas oublier que c'est de par eux que le parti abolitionniste est parvenu, en 1886, à émouvoir la conscience du Parlement anglais et à obtenir de lui le retrait des *Acts*, c'est-à-dire l'abrogation de toute surveillance sur les prostituées dans le Royaume-Uni. C'est de par eux encore qu'il est parvenu à créer, à Genève, une agitation tendant à un résultat semblable et à provoquer sur ce point un *referendum* populaire en 1896. Il est vrai que, là, il a échoué devant le bon sens de la population genevoise.

Mais je n'ai pas à faire ici l'histoire de l'abolitionnisme. Si cette tâche m'incombait, je n'hésiterais pas certes, au moins sur d'autres points, à rendre justice à qui de droit, et à saluer de respectueux hommages cette association d'hommes et de femmes de bien, en raison de leurs généreuses visées, de leurs efforts pour relever le niveau moral, pour prêcher le respect de la femme et de la famille, pour provoquer le « mariage jeune », pour combattre le proxénétisme, pour sauvegarder la jeune fille, pour ramener au bien la prostituée la plus déchue, etc. ; — en raison aussi des œuvres charitables

par lesquelles se sont déjà traduits ces
louables efforts, telles que création
d'asiles de secours, de refuges, d'écoles professionnelles, de sociétés de
patronage, etc., etc. Tout cela, certes,
est digne des sympathies et des respects de tous, et, comme tout le monde,
j'applaudis à tout cela, parce que je
vois là, à ne parler même que de ce
qui touche le côté médical, un ensemble de moyens moraux ne pouvant
manquer d'apporter son appoint à la
stérilisation de la syphilis.

Mais, d'autre part, il m'est impossible, à ce même point de vue médical,
de ne pas me séparer violemment du
parti abolitionniste et de ne pas le
combattre à outrance, sur ce point
tout au moins; et cela parce que, médicalement, il constitue une *énorme
erreur hygiénique* ne pouvant aboutir
qu'à une véritable *calamité sociale*.
Non pas seulement un fossé, mais un
abîme nous sépare et nous séparera
toujours, nous hygiénistes et médecins, de l'abolitionnisme, et voici pourquoi :

C'est que, nous, nous connaissons la
vérole; c'est que, la connaissant, l'ayant
vue à l'œuvre, nous avons appris à la
redouter ; c'est que nous en savons la
prophylaxie très difficile et la cure
longue, pénible, souvent incertaine;
c'est que nous savons qu'elle n'aboutit

que trop souvent à des infirmités graves, voire à la mort ; c'est que nous la
voyons non pas seulement frapper le
sujet qui l'a contractée de son fait, mais
frapper aussi sa famille et ses enfants,
de façon à apporter deuils et calamités
au foyer domestique, etc. Bref, nous
considérons la vérole comme un *fléau*,
comme une *peste* pour l'humanité, à
l'instar de la tuberculose et de l'alcoolisme, et nous réunissons tous nos
efforts contre elle, à l'instar des deux
ligues qui militent si vaillamment aujourd'hui contre ces deux autres enne-
mis de l'humanité.

Tout au contraire, les abolitionnistes ne se préoccupent que fort médio-
crement de la syphilis en tant que
maladie. A en juger d'après leurs œuvres, je les accuse de ne pas la con-
naître ou de ne pas vouloir la connaî-
tre. La vérole, pour eux, est une
quantité négligeable, et ce qui est
souci pour eux, ce n'est pas la maladie,
c'est l'état d'âme du malade ou mieux
de l'homme *qui a péché*.

Ecoutez d'ailleurs ceci, et je parle
texte en mains :

« Que l'homme qui s'abaisse jusqu'à
« entrer dans une maison de tolérance
« pour y satisfaire sa passion char-
« nelle, puisse en rapporter une ma-
« ladie honteuse, *nous ne trouvons pas*
« *cela mauvais* (!) et nous ne perdrons

« pas de temps à nous apitoyer sur
« son sort. » — Que dis-je? Non seulement la vérole, pour les abolitionnistes, est une juste punition du péché,
mais, en outre, c'est « un *mal parfois
utile et salutaire* » (!), parce que c'est
un « mal que Dieu a envoyé pour cor-
rompre la chair luxurieuse ». La vérole devient ainsi un frein salutaire
que Dieu a voulu imposer au dérégle-
ment des mœurs, un gardien naturel
de nos âmes et la sauvegarde de la
vie morale, c'est-à-dire un agent de
notre salut dans un autre monde.

Pas de conciliation possible — n'est-
il pas vrai? — entre de telles doctrines
et les nôtres. Inutile, je crois, d'insister davantage. .

V. — *Réorganisation sur un plan
nouveau du traitement externe de la
syphilis.*

Deux points résultent de l'expérience,
à savoir :

1° Que la syphilis a besoin pour guérir d'un traitement longtemps suivi;

2° Que ce traitement a rarement besoin de l'hôpital et, au contraire, longtemps besoin de consultations externes.

Eh bien, est-ce que, dans l'organisation hospitalière actuelle, nos consultations externes sont ce qu'elles devraient être pour répondre à cette

double indication : possibilité de guérison pour le malade et possibilité de
stérilisation de la syphilis de ce malade par rapport à autrui?

Non certes, répondrai-je et répondra
tout le monde avec moi. Non certes,
lesdites consultations ne répondent
pas à cette double indication, car elles
semblent faites 1° pour dégoûter le
malade de se traiter, et 2° pour favori-
ser la contamination du public par
défaut de guérison du malade.

Non certes, elles ne sont pas ce
qu'elles devraient être, et cela pour les
quatre raisons que voici. J'accuse ces
consultations d'être :

1° *Encombrées*;

2° *D'accès difficile pour le malade*;

3° *Onéreuses, payantes, et non pas
« gratuites »*;

4° *Désobligeantes, inconvenantes, in-
humaines, révoltantes.*

1° *Encombrées.* — Nous avons ici, à
l'hôpital Saint-Louis, une moyenne de
200 à 250 consultants par séance, quelquefois même davantage. Est-ce qu'il
est matériellement possible, même en
défalquant les cas pour lesquels un
coup d'œil suffit, de faire une besogne
utile pour les malades et pour la
science dans une pareille cohue?

2° *D'accès difficile pour les malades.*
— Cela est une conséquence de l'en-
combrement en question. Il faut à un

malade, pour obtenir sa consultation, deux, trois, quatre -heures d'attente; non compris une autre longue attente pour la réception des médicaments.

3° *Onéreuses pécuniairement* pour les malades, payées, voire largement payées, comme vous allez le voir.

Chaque consultation prise ici ne coûte-t-elle pas au consultant toute sa matinée, c'est-à-dire une demi-journée de sa paye, voire toute sa journée de paye si le patron de cet ouvrier ou de cette ouvrière n'accorde pas la demi-journée? J'ai d'ailleurs tenu à me documenter d'une façon précise sur ce point, et voici ce que j'ai appris :

Ici, chaque consultation coûte à une femme de 0 fr. 75 centim. à 2 fr., voire parfois 3 fr.; et à un homme de 2 à 4, 5 et 6 francs.

Voilà certes qui ressemble peu à des consultations gratuites, surtout pour les pauvres gens à qui on les présente comme telles.

4° *Désobligeantes, inconvenantes, humiliantes, odieuses* même en certains cas.

Ces consultations, vous les connaissez tous et je n'ai pas à vous les décrire. C'est le déshabillage et le rhabillage en public, l'interrogatoire en public, le traitement en public; c'est aussi et surtout, en ce qui nous concerne, la *confession en public de la syphilis*, l'aveu ou la reconnaissance de la syphilis devant 20, 30 consultants qui, groupés autour du malade, curieusement regardent, écoutent, épient et comprennent. Or, inutile de dire ce que peut avoir de désobligeant une telle façon de faire, ce qu'elle peut avoir de choquant, d'humiliant pour quelques malades et spécialement pour les femmes. Nous n'avons pas à nos consultations que des filles, des professionnelles, qui se soucient peu d'être convaincues de syphilis en public; nous y avons aussi des femmes de toutes catégories, des ouvrières qui, pour n'être pas toujours des vertus, n'en ont pas moins un reste de pudeur à respecter; nous y avons des femmes demi-honnêtes ou même honnêtes, telles que des femmes mariées, de braves mères de famille qui tiennent la syphilis de leurs maris et pour qui doit être singulièrement vexatoire, humiliante, injurieuse, cette énonciation publique d'un mal qu'elles tiennent pour honteux, infamant.

Pour mon compte, j'ai souvent rougi de telles consultations et, pour les avoir pratiquées longtemps, je les déclare une inhumanité, une honte, un reste d'incivilisation.

Et j'ajouterai encore ceci : de telles consultations constituent un *contresens prophylactique*, car elles écœurent, elles découragent les malades qui y reviennent le moins souvent possible.

Conséquence de cela pour le malade : il ne se traite pas et ne guérit pas.

Conséquence pour le public : non guéri, le malade transmet la contagion.

Tout le monde y perd ; la vérole seule y gagne.

Eh bien, je suis convaincu et je dis qu'au nom du bon sens, au nom de l'humanité, au nom de l'intérêt des malades et, par ricochet, de l'intérêt général, il conviendrait de balayer toutes ces pratiques du vieux temps, toutes ces pratiques indignes de l'esprit moderne, de l'esprit démocratique actuel, et de les remplacer par autre chose. — Par autre chose? mais quoi donc?

Par une organisation très différente qu'à coup sûr je ne saurais vous exposer ici par le menu, mais qui, très sommairement, consisterait en ceci :

Des *dispensaires spéciaux pour le traitement des maladies vénériennes* ;

Dispensaires *officiels*, rattachés à nos hôpitaux et fonctionnant avec le personnel médical et administratif de nos hôpitaux;

Dispensaires *multiples*, aussi multiples que le besoin s'en ferait sentir;

Dispensaires *méthodiquement répartis* dans les divers quartiers de la capitale, afin d'éviter aux malades de longs déplacements ;

Dispensaires fonctionnant *à jours et heures propices aux malades*, notamment le dimanche matin et quelques soirs de la semaine, afin que les malades ne soient pas contraints de perdre leur journée pour venir prendre un avis à l'hôpital ;

Dispensaires fonctionnant avec *distribution gratuite et immédiate des médicaments* ;

Dispensaires fonctionnant avec délivrance au verso de toute prescription d'une *instruction* très élémentaire propre à éclairer le malade sur les dangers de la syphilis, non pas seulement pour lui-même, mais pour autrui, etc.

Et surtout, à mon sens — voici la grande réforme que je réclame — il conviendrait qu'*une consultation hospitalière se rapprochât le plus possible de ce qu'est en ville une consultation de même ordre.* Je voudrais que le consultant d'hôpital fût reçu, interrogé et examiné de la même façon que l'est en ville le bourgeois aisé qui se présente chez l'un de nous avec le porte-monnaie bien garni.

Conséquemment, il serait à souhaiter qu'à l'intolérable, à l'ignoble sys-

tème de la consultation en public et
par fournées, fût substituée la *consultation individuelle, unipersonnelle,
privée, secrète.* D'un mot, voici ce que
je réclame : le *tête à tête* entre le malade et le public médical de la consultation (1).

Il y aurait intérêt général, ajoute-
rai-je encore, à ce que le traitement
de la syphilis et des maladies vénériennes fût confié à un personnel de
médecins qui, à tous les degrés de
l'échelle hiérarchique, seraient recru-
tés par *concours spéciaux*, et que ce
service médical de vénéréologie eût
son individualité, son autonomie, à la
façon de ce corps merveilleux constitué de nos jours par les accoucheurs
des hôpitaux. Ou je me trompe fort,
ou cette création, cette innovation serait appelée à rendre de très utiles services.

Mais je n'insisterai pas davantage
sur les détails de ce vaste plan de réformes, dont j'ai tenu seulement à vous
montrer l'esprit. L'esprit, vous le
voyez, c'est la constitution d'un en-

---

(1) Je n'ai fait qu'énoncer ici ces divers
points que j'ai étudiés en détail dans une autre
publication (Prophylaxie de la syphilis par le
traitement, Académie de médecine, 1899).

semble de moyens tendant tous vers
un unique objectif, la stérilisation de
la syphilis, la prophylaxie, et la prophylaxie dérivant de la seule interven-
tion médicale.

VI. — Je n'ajouterai plus qu'un dernier mot pour vous convaincre maintenant de l'urgence des réformes en
question.

A une époque où la médecine et
l'hygiène s'acharnent contre les maladies contagieuses et épidémiques pour
en prévenir les ravages, dans un temps
où se créent de toutes parts des services d'isolement, des services spéciaux,
des sanatoriums, au moment où vien-
nent de s'organiser contre l'alcoolisme
et la tuberculose deux croisades qui se-
ront l'honneur de notre siècle, il serait
bien temps, en vérité, qu'une *ligue* de
même ordre se constituât contre la
syphilis.

La société n'a que trop tardé à s'ar-
mer en guerre contre une pareille en-
nemie.

Eh bien, tous les moyens dont la société dispose contre elle se répartis-
sent naturellement en trois groupes :

Moyens d'ordre moral et religieux;

Mesures répressives de la prostitution;

Et moyens médicaux, constituant ce

que je viens d'étudier, à savoir : la prophylaxie par le traitement.

Or, voyons le rendement possible de
ces trois ordres de moyens.

1° Les premiers, ceux qui dérivent
de l'enseignement moral et religieux,
sont ou pourraient être, à coup sûr, de
beaucoup les meilleurs ; car il est bien
certain que, le jour où tous les hommes de la terre seraient devenus ver-
tueux et où l'innocence seule règne-
rait en ce monde, ce serait bientôt fait
de la syphilis dont les jours seraient
comptés. Mais, sans être prophète de
malheur, je crains bien que ce retour
à l'âge d'or, à en juger d'après ce qui
se passe sous nos yeux, ne soit pas
absolument prochain.

2° Appliquées de vieille date à la ré-
pression de la prostitution et à la sauvegarde publique, les mesures adminis-
tratives et policières ont fait leurs
preuves. Elles sont excellentes dans
la mesure où elles peuvent s'exercer,
mais forcément *insuffisantes*, puisqu'elles ne s'adressent qu'à un dixième
environ (et tout au plus) du public des
femmes qui disséminent la vérole
parmi nous. Conservons-les, en les
améliorant, en les légalisant, en les
adaptant à l'esprit humanitaire moderne ; conservons-les pour le bien
limité qu'elles peuvent faire ; mais ne

leur demandons pas plus qu'elles ne sont capables de produire.

3° Restent les *mesures d'ordre médical*. Or, celles-ci sont particulièrement précieuses parce qu'elles sont d'ordre général, parce qu'elles s'adressent à tous. Très insuffisantes dans l'état de choses actuel, elles peuvent être largement étendues par une organisation nouvelle visant spécialement la prophylaxie et constituant ce qu'il n'y aurait pas d'exagération à qualifier de *prophylaxie par le traitement*.

Là est notre plus sûre ressource, et c'est *la dernière, l'unique*. Pas d'autre sauvegarde en dehors d'elle.

Et, conséquemment, mon dernier mot sera celui-ci :

Ou bien cherchons à agir en ce sens; cherchons à nous sauvegarder de la vérole en la guérissant le mieux possible, en la *stérilisant* partout où, médicalement, nous la pouvons atteindre;

Ou bien acceptons le *statu quo* et continuons à croupir dans la vérole.

Le choix est à faire. Or, pour nous tous, médecins, le choix ne sera pas douteux.

Imp. J. Gainche, 15, rue de Verneuil.

PARIS

IMPRIMERIE JEAN GAINCHE, 15, RUE DE VERNEUIL

Téléphone 215 10

306

9 782013 551229